மூலிகை

வி.எஸ்.ரோமா

Copyright © V. S. Roma
All Rights Reserved.

ISBN 978-1-63904-979-0

This book has been published with all efforts taken to make the material error-free after the consent of the author. However, the author and the publisher do not assume and hereby disclaim any liability to any party for any loss, damage, or disruption caused by errors or omissions, whether such errors or omissions result from negligence, accident, or any other cause.

While every effort has been made to avoid any mistake or omission, this publication is being sold on the condition and understanding that neither the author nor the publishers or printers would be liable in any manner to any person by reason of any mistake or omission in this publication or for any action taken or omitted to be taken or advice rendered or accepted on the basis of this work. For any defect in printing or binding the publishers will be liable only to replace the defective copy by another copy of this work then available.

பொருளடக்கம்

1. அத்தியாயம் 1 — 1
நான் — 11

1

உணவே மருந்து, மருந்தே உணவு" இயற்கையாகக் கிடைக்கும் மூலிகை எனப்படும் சில மருத்துவ குணமுடைய செடிகளைக் கொண்டு சில நோய்களைக் குணப்படுத்தும் மருத்துவ முறை மூலிகை மருத்துவம் எனப்படுகிறது

இந்த மூலிகை மருத்துவத்தை சித்த மருத்துவர்களும், மரபு வழி மருத்துவர்களும் அதிக அளவில் பயன்படுத்தி வருகின்றனர்.

நாயுருவி

காடுகளில் சுற்றித் திரியும் சித்தர்கள், இதன் வேர்களில் பல் துலக்கி, இதன் அரிசியை உண்டு பல நாட்கள் பசியில்லாமல் திரிவார்கள் என்பதால்... இதற்கு 'மாமுனி' என்ற ஒரு பெயரும் இருக்கிறது. மூலிகைகளில் பெண் தன்மையும், தெய்விகத் தன்மையும், புதன் கிரகத்தின் அம்சமும் கொண்ட இதனை 'அட்டகர்ம மூலிகை' எனக் கொண்டாடுகிறார்கள், சித்தர்கள். நாயுருவியில் ஆண், பெண் இரண்டும் உண்டு. பச்சை நிற இலை, தண்டுகளை உடையது, ஆண் நாயுருவி எனவும்; சிவப்பு நிறத் தண்டு, பாகங்களைக் கொண்டது பெண் நாயுருவி எனவும் அழைக்கப்படுகிறது. இதை 'செந்நாயுருவி' என்றும் அழைப்பார்கள். இந்த செந்நாயுருவியில்தான் மருத்துவ குணங் கள் அதிகம்.

மனநோய்க்கு மருந்து:

'இதன் வேர் மிகவும் வசியத்துவம் மிக்கது. நமது முன்னோர்கள், நாயுருவி வேரை வசிய மை தயாரிக்க, பயன்படுத்தி வந்துள்ளனர். இதன் வேரை பால் விட்டு அவித்து, உலர்த்திப் பொடியாக்கி... தினமும் இரண்டு கிராம் அளவு பசும்பாலில் கலந்து சாப்பிட்டு வர, மனநோய்-

கள், தூக்கமின்மை, படபடப்பு, சித்த பிரமை குறைபாடுகள் நீங்கும்'' என்கிறார்கள், சித்த மருத்துவர்கள்

சிறுநீர் பிரச்னைக்கான தீர்வு

சிறுநீர் சிக்கலுக்கும் செலவில்லாதத் தீர்வு நாயுருவி. கதிர்விடாத இளம்-செடியின் இலையை இடித்து சம அளவு நீர் கலந்து காய்ச்சி... 3 மில்லி அளவு தினமும் மூன்றுவேளை குடித்து, அத்துடன் பால் அருந்தி வந்தால் தடைபட்ட சிறுநீர் பிரியும். சிறுநீரகம் சிறப்பாகச் செயல்படும். நாயுருவி இலை, காராமணி இரண்டையும் சம அளவு எடுத்து மையாக அரைத்து, நீர்கட்டுள்ளவர்களுக்கு தொப்புள் மீது பற்று போட்டால்... நீர்கட்டு நீங்கும். இதன் இலையைப் பருப்புடன் சேர்த்து, சமைத்து வாரம் இரு முறை சாப்பிட்டால்... நுரையீரலிலுள்ள சளி வெளியேறும். இரு-மல் குறையும். இலையுடன், சம அளவு துளசி இலை சேர்த்து அரைத்து நெல்லிக்காய் அளவு, தினமும் இருவேளை கொடுத்து வந்தால், வண்டு, பூச்சிக்கடி குணமாகும்'' என நாயுருவியைக் கொண்டாடுகிறது, சித்த மருத்துவம்.

மலச்சிக்கல், செரியாமை, பால்வினை நோய்கள், தோல் அரிப்பு, மூலம், தொழுநோய்... என மனித குலத்தின் நோய்களைச் செலவில்லாமல் விரட்டும் மருந்துக்கடையான நாயுருவி, அனைவரின் இல்லங்களிலும் இருக்கவேண்டிய ஒன்று.

துளசி: ஜீரண கோளாறுகள், காய்ச்சல், இருமல், ஈரல் சம்பந்தமான நோய்கள், காதுவலி முதலியவற்றிற்கு சிறந்தது. இரத்தத்தில் உள்ள விஷத் தன்மையை வெளியேற்றி சுத்தம் செய்கின்றது.

வில்வம்:

காய்ச்சல், அனீமியா, மஞ்சள் காமாலை, சீதபேதி போன்றவற்றிற்குச் சிறந்தது. காலரா தடுப்பு மருந்தாக வில்வம் செயல்படுகிறது. சிவன் கோயில்களில் வில்வ இலை கிடைக்கும்.

அருகம்புல்:

எல்லா நோய்களுக்கும் ஏற்ற சிறந்த மருந்து. காலையில் 9.00 மணிக்கு பசி ஆரம்பித்தவுடன் வெறும் வயிற்றில் சாப்பிட வேண்டும். பசிப்பதற்கு முந்தியே சாப்பிடுவது தவறு. அருகம்புல் சாப்பிட்டு 2 மணி நேரம் கழித்து ஒரு பழம் சாப்பிட்டால் போதும். அடுத்து மதியச் சாப்-

பாடுதான். இந்த மாதிரி செய்தால் எல்லா நோய்களும் குணமடையும்.

உடல் எடை குறைய, கொலாஸ்டிரல் குறைய, நரம்புத்தளர்ச்சி நீங்க, இரத்தப்புற்று குணமடைய அருகம்புல் ஒரு உலகப் புகழ்வாய்ந்த டானிக். இரத்தத்தில் ஹீமோகுளோபின் அதிகரிக்கச் செய்வதில் சிறந்தது அருகம் புல்தான். தோல் வியாதிகள் அனைத்தும் அருகம்புல்லில் நீங்கும். இரத்தத்தில் உள்ள விஷத்தன்மைகளை வெளியேற்றுவதில் திறமையானது. விநாயகர் கோயில்களில் அருகம்புல் கிடைக்கும்.

கல்யாண முருங்கை (முள் முருங்கை

அதிகமான பித்தத்தை நீக்கும். முடி நரைக்காமலிருக்க உதவுகிறது. காய்ச்சலைக் குறைக்கும். நீர் பி¡¢யும், மலமிளக்கி, மாத விடாய்த் தொல்லையை நீக்கும் கிருமிகளை வெளியேற்றும். வீக்கங்களை குறைக்கும். நீ¡¢ழிவு, சீதபேதி, வாதம் குணமடையும், 17 வயது வரை வயதுக்கு வராத பெண்களுக்கு இதன் சாறு நல்ல பலன் தருகின்றது.

கொத்தமல்லி:

இதுவும் நல்ல டானிக் பசியைத் தூண்டும், பித்தம் குறையும். காய்ச்சல், சளி, இருமல், மூலம், வாதம், நரம்புத்தளர்ச்சி குணமாகும். இரத்தத்தில் கலந்துள்ள சர்க்கரையை குறைக்கவும், இரத்த அழுத்தம், கல்லடைப்பு, வலிப்பு, ஆகியவை குணமாகும். மன வலிமை மிகும். மன அமைதி, தூக்கம் கொடுக்கும். வாய் நாற்றம், பல்வலி, ஈறு வீக்கம் குறையும்.

கறிவேப்பிலை:

நல்ல டானிக், பேதி, சீதபேதி, காய்ச்சல், எரிச்சல், ஈரல் கோளாறுகள் மறையும். பித்தத்தைத் தணித்து உடல் சூட்டை ஆற்றும். அதோடு கறிவேப்பிலைக் கீரை மனதுக்கு உற்சாகத்தையும் கொடுக்க வல்லது. குமட்டல், சீதபேதியால் உண்டான வயிற்று உளைச்சல், நாட்பட்ட காய்ச்சல் ஆகியவற்றைக் கறிவேப்பிலை குணப்படுத்தும். பித்த மிகுதியால் உண்டாகும் பைத்தியத்தைக் குணப்படுத்த கறிவேப்பிலை உதவுகின்றது.

புதினா:

நல்ல டானிக் சிறுநீர் பிரச்சினை, ஜீரணக் கோளாறு, உஷ்ண நோய்கள் மறையும். சிறந்த மலமிளக்கி. புதினா கீரையில் நீர்ச்சத்து,

புரதம், கொழுப்பு, கார்போஹைடிரேட், நார்ப்பொருள் உலோகச்சத்துக்கள், பாஸ்பரஸ், கால்சியம், இரும்புச்சத்து, வைட்டமின் ஏ, நிக்கோட்டினிக் ஆசிட், ரிபோ மினேவின், தயாமின் ஆகிய சத்துக்களும் அடங்கியுள்ளன.

கற்பூர வல்லி (ஓமவல்லி):

மிகச் சிறந்த இருமல் மருந்து. 5 இலைகளை அப்படியே சாப்பிட்டால் உடனே மூக்கடைப்பு, தொண்டை வறட்சி, இருமல் மறையும். புகழ்பெற்ற இருமல் மருந்துகளைப் போல் விரைவாக செயல் புரியும்.

வல்லாரை:

நல்ல டானிக், எல்லா நோய்களையும் நீக்கும். மஞ்சள் காமாலை, அல்சர், தொழுநோய், யானைக்கால் வியாதி, பேதி, நரம்புத்தளர்ச்சி, ஞாபக சக்தி முதலியவற்றிற்கு சிறந்தது. ஒரு நேரத்திற்கு பத்து இலைகள் போதும்.

தூது வேளை:

நரம்புத்தளர்ச்சி மறையும், மார்புச்சளி அகற்றும், தோல் வியாதிக்கும் நல்லது. குழந்தைகளுடைய மூளை வளர்ச்சிக்கும், ஞாபகசக்தியை வளர்ப்பதற்கும் இது சிறந்த டானிக் ஒரு நேரத்திற்கு பத்து இலைகள் போதும். காது மந்தம், நமைச்சல், உடல் இளைப்பு முதலியவற்றிற்கும் தூது வேளை நல்லது.

உடலில் உள்ள டாக்ஸின்களை வெளியேற்றும் முள்ளங்கி சாறு!

முள்ளங்கியில் உடலின் ஆரோக்கியத்தைப் பராமரிக்கும் வைட்டமின்கள், கனிமச்சத்துக்கள், ஆன்டி-ஆக்ஸிடன்ட்டுகள் மற்றும் பைட்டோ-நியூட்ரியண்ட்டுகள் ஏராளமான அளவில் உள்ளது

1. காய்கறிகளுள் முள்ளங்கி வாய்வுத் தொல்லையில் இருந்து விடுவிக்கும் என்பது அனைவரும் அறிந்ததே. முள்ளங்கிய சாறு எடுத்து வாரம் ஒருமுறை குடித்து வந்தால், மலச்சிக்கல் பிரச்சனை எப்போதுமே ஏற்படாது.

2. முள்ளங்கியை பச்சையாகவோ அல்லது வேக வைத்தோ சாப்பிடுவதை விட, சாறு வடிவில் எடுத்தால், அதில் உள்ள சத்துக்களை உடலால் எளிதில் உறிஞ்ச முடியும்.

3. கல்லீரல் மற்றும் பித்தப்பையை சுத்தம் செய்து, நோய்களை உண்டாக்கும் கிருமிகளை அழிக்கும் நொதிகளின் வெளியீட்டிற்கு உதவும்.

4.முள்ளங்கி சாற்றில் வைட்டமின் ஏ, பி6, சி, பொட்டாசியம், கால்சியம், ஃபோலேட் அமிலம், காப்பம், ஜிங்க், மாங்கனீசு போன்றவை வளமாக உள்ளது.

5.முள்ளங்கி ஜூஸ் பித்த நீரின் அளவை சீராக்கி, பிலிரூபின் உற்பத்திக்கு உதவி, செரிமான பிரச்சனைகளில் இருந்து விடுவிக்கும். மஞ்சள் காமாலையை சரிசெய்யும்.

6.முள்ளங்கி சாறு உடலின் உள்ள அழுக்குகளை வெளியேற்றும். குறிப்பாக சிறுநீரகம், சிறுநீர்ப்பை, புரோஸ்டேட் போன்றவற்றில் உள்ள தீங்கு விளைவிக்கும் டாக்ஸின்களை வெளியேற்ற உதவும்.

உடல் ஆரோக்கியத்தில் முக்கிய பங்கு வகிக்கும் சீரகம்

உடலுக்கு குளிர்ச்சியும் தேகத்தைப் பளபளப்பாக வைக்கும் ஆற்றலும் சீரகத்திற்கு உண்டு. எனவே தினம் உணவில் சீரகத்தை ஏதாவது ஒரு வழியில் சேர்த்துக் கொள்வோம்.

தினமும் தண்ணீருடன் சிறிது சீரகத்தைப் போட்டு நன்கு கொதிக்க வைத்து சீரகக் குடிநீர் தயார் செய்து வைத்துக் கொள்ளவும். இதை நாள் முழுவதும் அவ்வப்போது பருகி வர எந்தவித அஜீரணக் கோளாறுகளும் வராது. நீர்மூலம் பரவும் நோய்களைத் தடுக்கலாம்.

சீரகத்தை லேசாக வறுத்து அத்துடன் கருப்பட்டி சேர்த்துச் சாப்பிட்டு வர நரம்புகள் வலுப்பெறும், நரம்புத் தளர்ச்சி குணமாகும்.

சிறிது சீரகத்துடன், இரண்டு வெற்றிலை, நான்கு நல்ல மிளகு சேர்த்து மென்று தின்று ஒரு டம்ளர் குளிர்ந்த நீர் பருகினால் வயிற்றுப் பொருமல் வற்றி நலம் பயக்கும்.

சீரகத்துடன், மூன்று பற்கள் பூண்டு வைத்து மைய அரைத்து எலுமிச்சை சாறில் கலந்து குடித்தால் குடல் கோளாறுகள் குணமாகும்.

மஞ்சள் வாழைப் பழத்துடன், சிறிது சீரகம் சேர்த்துச் சாப்பிட்டு வந்தால் உடல் எடை குறையும்.

சீரகம் செல்லிறப்பை தடுத்து முதுமையை தடுக்கிறது. முக்கியமாய் நரை முடியை தடுக்கும். நல்ல சருமத்தை தரும். சுருக்கங்களின்றி இளமையான சருமத்தை தரும்.

குளிர்காலத்தில் சுவாசப்பாதையில் மற்றும் நுரையீரலில் உண்டாகும் தொற்றை எதிர்த்து போராடும். சுவாசத்தை சீராக்கும்.

கல்லீரலில் படியும் அதிகபடியான நச்சை வெளியேற்றும். இதனால் கல்லீரலின் வேலை குறைவதோடு அதன் ஆரோக்கியமும் அதிகமாகும்.

வயிறு மற்றும் கருப்பை சார்ந்த பிரச்சனைகளுக்கு தீர்வு தரும் வெந்தயம்

உணவில் அன்றாடம் நாம் பயன்படுத்தும் வெந்தயத்தில் பல்வேறு மருத்துவக் குணங்கள் நம்மை நோய்களில் இருந்தும் பாதுகாக்கிறது.

பெண்களின் கருப்பை சம்பந்தமானப் பிணிகளை விரட்டும் ஒப்பற்றக் கீரை. வெந்தயத்தை முளைக்க வைத்து கீரைகளைச் சாறாகப் பயன்படுத்தும் சமயம் பல கொடிய பிணிகளை விரைந்து நீக்குகிறது. கசப்பானது. குளிர்ச்சியானது. குடல் புண்ணால் நெடுங்காலம் அவதியுறுபவர்கள் கூட வெந்தயக்கீரைச் சாறால் அருமையான நலம் பெறலாம்.

ஆசனவாய் பிளவு, மூலநோய், அதிக அமிலத்தன்மை, ஒபேசிட்டி, உடல் பருமன், முகப்பரு தொல்லை, பொடுகு போன்ற தொல்லைகளுக்கு தீர்வு தரும். பெண்களின் தீராவியாதிகளான மாதவிடாய் தொல்லைகள், சூதக வியாதிகள், முறையற்ற மாதவிடாய், வெள்ளைப்படுதல், பெண் உறுப்பு அரிப்பு, காம்பு நோய்கள், கர்ப்பப்பை கோளாறுகள் அனைத்துக்கும் இயல்பான தீர்வு தருவது வெந்தயம்.

இரவில் தூங்குவதற்கு முன் ஒரு சிட்டிகை அளவு சுத்தமான வெந்தயத்தை எடுத்து, 200 மி.லி. அளவு தண்ணீரில் போட்டு மூடி வைத்து விடவும். காலையில் எழுந்ததும் வாய் கொப்பளித்த பின் தண்ணீரில் ஊறிய வெந்தயத்தை சாப்பிடுங்கள். பின் வெந்தயத் தண்ணீரை குடியுங்கள். தேவைப்பட்டால் கூடுதலாக குளிர்ந்த நீரினையும் குடிக்கலாம். வாரம் ஒருமுறை இதுபோன்ற வெந்தயத் தண்ணீர் குடித்து வர, உடல் சூடு, மலச்சிக்கல் போன்ற பிரச்சனைகள் தீரும்.

ஒரு தேக்கரண்டியளவு வெந்தயத்தை எடுத்துக் கொண்டு, வாணலியில் போட்டு வறுத்து, சிறிதளவு பெருங்காயத்தையும் வறுத்து ஆற வைத்த பின் மிக்ஸியில் பொடி செய்து கொள்ளுங்கள். பொடியை தினமும் ஒரு டம்ளர் வெந்நீரிலோ அல்லது மோரிலோ போட்டு பருகி வர வயிற்றுக் கோளாறுகள், அஜீரணம் போன்றவை ஏற்படாது. மேலும் சர்க்கரை நோய் உள்ளவர்கள் குடித்து வந்தால் சர்க்கரை நோய் கட்டுபாட்டில் இருக்கும். வெறும் வயிற்றில் இதனைக் குடிக்க வேண்டும்.

மூட்டுவலிக்கு வெந்தயத் தண்ணீர் மிகவும் அருமருந்தாகும். சர்க்கரை நோய் இல்லாதவர்கள் மூட்டு வலி ஏற்பட்டால், வெந்தயப் பொடியை சிறிய வெல்ல கட்டியுடன் கலந்து சிறு உருண்டையாக்கி தினமும் 3 முறை சாப்பிட மூட்டு வலி குறையும்.

ரத்த ஓட்டத்தை அதிகரிக்கச் செய்யவும் வெந்தயம் பயன்படுகிறது. பிரசவமான பெண்களுக்கு கஞ்சியில் வெந்தயத்தைச் சேர்த்து காய்ச்சிக் கொடுக்க பால் சுரக்கும்.

மஞ்சள் கரிசலாங்கண்ணி பயன்கள் மற்றும் வளர்ப்பு

மஞ்சள் கரிசலாங்கண்ணி பயன்கள் மற்றும் வளர்ப்பு மஞ்சள் கரிசலாங்கண்ணியை உணவில் சேர்த்து வரும்போது நமது ஆன்ம பலம் பெருகுவதோடு உடற்கழிவுகள் வெளியேறி கண்ணொளி பிரகாசிக்கும் எனக் திருமுறையில் குறிப்பிடப்பட்டு உள்ளார் நமது வடலூர் மகான் வள்ளலார் சுவாமிகள். இது மட்டும் …

திப்பிலி பெயர்களும் ,மருத்துவ பயன்கள்

திப்பிலி பெயர்களும் ,மருத்துவ பயன்கள் திப்பிலியின் பெயர்கள் காணாவதி ,தேவானதி ,காணி ,வெலிவாரி ,வேகாந்தி ,போதகம் திப்பிலி உடலில் ஏற்படும் தசை வலி, வயிற்றுப் போக்கு, தொழு நோய், இருமல், கபம், சுவாசக்குழல் அடைப்பு, மார்புச்சளி ஆகியவற்றிற்கு மிக …

மூலிகைகள் பூண்டு

மூலிகைகள் பூண்டு பூண்டை பற்றி 3200 பதிப்பிக்கபட்ட மருத்துவ ஆய்வுகள் நிகழ்த்தபட்டுள்ளன. சுருக்கமாக அவை சொல்லும் செய்தி “உலகில் எல்லாரும் தினம் 1 அல்லது 2 பூண்டுகள் சாப்பிட்டால் மாரடைப்பு மரணங்கள் 25% குறையும்” என்பதுதான். ஸ்டாடின் …

கற்றாழை

கற்றாழை ஒரு அற்புதமான மூலிகை செடியாகும். இது எங்கு வேணும்னாலும் வளரும். நன்றாக வளர்வதற்கு சூரிய ஒளி தேவை. இது கண்டிப்பாக வீட்டில் வளர்க்க வேண்டிய மூலிகை செடியாகும். இதை உங்கள் வீட்டில் வளர்த்தால் கொசுக்கள் வராமல் இருக்க இது உதவுகிறது. இது வெளி மற்றும் உள் என்ற இரண்டு பயன்பாட்டிற்கும் பயன்படுகிறது. இது நல்ல நீர்ச்சத்தை கொடுக்கக்கூடிய மூலிகையாக உள்ளது., இதிலுள்ள ஆன்டி ஆக்ஸிடன்ட்கள் நோய் எதிர்ப்பு சக்தியை அதிகரித்து நமது உடம்பு வயதாகுவதை தடுக்கிறது. நீங்கள் குறைவான நோய் எதிர்ப்பு சக்தியுடன் இருந்தால் கற்றாழை ஜூஸை தினமும் குடித்து வந்தால் உங்கள் நோய் எதிர்ப்பு சக்தி அதிகரிக்கும். அடிபட்ட மற்றும் வெட்டப்பட்ட காயங்கள் மற்றும் தீ காயங்கள் போன்றவற்றை குணப்படுத்தும் மருந்தாக பயன்படுகிறது. அலற்சியை எதிர்க்கிறது. மேலும் உங்-

கள் சருமம் மற்றும் தலை முடிகளை பாதுகாக்கிறது. இந்த கற்றாழை ஜூஸை குடித்தால் பசியின்மை, சீரண சக்தி கோளாறுகள், மலச்சிக்கல், குடல் அல்சர் போன்றவற்றை குணப்படுத்துகிறது.

புதினா : இந்த மூலிகை செடி உலகளவில் எல்லாராலும் வளர்க்கப்படும் முக்கிய செடியாகும். ஒரு சிறிய தொட்டியில் எல்லா சூழ்நிலைக்கும் பொருந்தக் கூடிய இவற்றை வீட்டிலேயே எளிதாக வளர்க்கலாம். இதில் இயற்கையாகவே மக்னீசியம், விட்டமின் ஏ மற்றும் விட்டமின் சி போன்றவைகள் உள்ளன. இதன் இலைகளிருந்து தயாரிக்கப்படும் சாறு தசைகளுக்கு ரிலாக்ஸ் கொடுக்க பயன்படுகிறது. வாய் துர்நாற்றத்தை போக்குகிறது. மேலும் வாய்வு, வயிற்று மந்தம், காய்ச்சல், எரிச்சலுடன் மலம் கழித்தல், பெருங்குடல் பிரச்சினை போன்றவற்றிற்கு மருந்தாக பயன்படுகிறது. நமது உடலில் பாக்டீரியாக்களின் வளர்ச்சியினை தடுக்கிறது.

வல்லாரை கீரை மற்றொரு வீட்டிலேயே வளர்க்க கூடிய ஈஸியான செடி வல்லாரை ஆகும். இது நமது மூளை வளர்ச்சிக்கும் நினைவாற்றலுக்கும் மிகச் சிறந்த மூலிகை பொருளாகும். இந்த சின்ன மூலிகை செடி அல்சர், சரும பாதிப்பு, இரத்த குழாய் சுருக்கம் போன்றவற்றை சரியாக்குகிறது. நீங்கள் எப்பொழுதும் இளமையாக இருக்க நினைத்தால் இதை தினமும் உணவில் சேர்த்து கொண்டாலே போதும். இதன் இலைகளை கசக்கி பிழிந்த சாறு வெளியில் ஏற்படும் புண்களை குணப்படுத்த பயன்படுகிறது. மேலும் மூளை மற்றும் நரம்பு மண்டல சீரான இயக்கத்திற்கு பயன்படுகிறது. நினைவாற்றலை அதிகரிக்கிறது.

சிறுநீரக கோளாறுக்கு அருமையான மருந்து வாழைத்தண்டு!

சிறுநீர் சம்பந்தப்பட்ட நோய்களால் துன்பப்படுகிறவர்களின் எண்ணிக்கை அதிகரித்துக் கொண்டிருக்கிறது. உடலில் உள்ள கழிவுகள் சிறுநீர் மூலம் வெளியேற்றப்படுகின்றது. சிறுநீரைக் கட்டுப்படுத்துவதாலோ அல்லது நோய் பாதிப்புகளாலோ சிறுநீர் சரிவர உடலை விட்டு வெளியேறாமல் இருக்குமானால், அது பல பிரச்சினைகளைத் தோற்றுவிக்கும்.

சிறுநீரகத்தில் கல் உருவாவது இன்று மிக பரவலாகக் காணப்படும் நோய். அதிக காரமான உணவு, மிகக் குறைவாக நீர் அருந்துதல், வறட்சியான உணவு, மது அருந்தும் பழக்கம், அடிக்கடி சிறுநீரை அடக்குதல் போன்ற காரணங்களால் சிறுநீர் தடைபட்டு சிறுநீரகத்தில்

கற்கள் உண்டாகின்றது.

சிறுநீரக கற்களை வெளியேற்ற மருந்துகளும், மருத்துவ முறைகளும் இருந்தாலும் நாம் உட்கொள்ளும் உணவு மூலமும் சிறுநீரக கற்களை வெளியேற்றலாம். வாழைத்தண்டுக்கு சிறுநீரக கற்களை வெளியேற்றும் தன்மை உண்டு.

வாழைத்தண்டை அடிக்கடி உணவில் சேர்த்துக் கொள்வதால், ஆரம்ப நிலையில் உள்ள கற்களை மிக எளிதாகக் கரைத்து விடலாம். சிறுநீரக கற்கள் உள்ளவர்கள் வாழைத்தண்டை வாரம் மூன்று முறை உணவில் சேர்த்துக் கொள்ளவேண்டும்.

வாழைத்தண்டு நார்ச்சத்து மிக்க உணவாதலால் அதிக உடல் எடையால் அவதிப்படுகிறவர்கள், நீரிழிவு நோயாளிகள், ரத்தத்தில் கொழுப்புச் சத்து அதிகரித்து இருப்பவர்களுக்கு இது மிகச் சிறந்த மருந்து. இது ரத்தத்தை தூய்மை செய்யும் இயல்புடையது.

உடலைக் குளிர்ச்சியடையவைக்கும் தன்மையிருப்பதால் கோடை காலத்திற்கு மிகவும் ஏற்றது. வயிற்றுப் புண்ணைக் குணப்படுத்தும் சக்தி இருக்கிறது. உடல் எடை குறைய உணவுக் கட்டுப்பாட்டை மேற்கொள்பவர்கள் வாழைத்தண்டை உணவில் அதிகம் சேர்த்துக் கொள்ள வேண்டும்.

திராட்சை சாறு குடிப்பதால் கிடைக்கும் நன்மைகள்

திராட்சை பச்சையாக உள்ளபோதும், உலர்ந்திருக்கும் போதும் அதன் மருத்துவ குணம் ஒரே மாதிரி சிறப்புடன்தான் உள்ளது. திராட்சையில் சுமார் 60 வகைகள் உள்ளன. இதில் புளிக்கும் இனத்தை விடப் புளிப்பு இல்லாத இனமே மிகச் சிறந்த பலன் தருவதாகும்.

திராட்சைப் பழத்தை பன்னீரில் ஊறவைத்து சாறு பிழிந்து பருகினால் இதயநோய்கள் அகலும். இதய செயற்பாடு சிறப்பாக அமையும்.

குடற்புண் உள்ளவர்கள், கல்லீரல், மண்ணீரல் கோளாறு உள்ளவர்கள் இதன் பழச்சாற்றை 3 வேளை, அரை அவுன்ஸ் வீதம் பருகினால் குணம் பெறலாம்.

20 கிராம் உலர்ந்த திராட்சையை நெய் விட்டுப் பொரித்துச் சாப்பிட்டு வந்தால் சூடு காரணமாகத் தோன்றும் இருமல் மட்டுப்படும்.

அசைவ உணவு உண்ணாதவர்கள்; அன்றாட வாழ்வில் திராட்சையைச் சேர்த்துக் கொண்டால், அசைவ உணவினால் கிடைக்கக் கூடிய தேவையான பலன்களைத் திராட்சையால் பெறமுடியும்.

தொடர்ந்து திராட்சை சாப்பிடும் பழக்கம் உள்ளவர்களுக்கு உடலில் நோய் தடுப்புச் சக்தி வலுப்படும். குளிர்ச்சியும், சீரான சக்தியும் தருவது திராட்சை.

காலை எழுந்தவுடன் திராட்சை ரசம் ஒரு கோப்பை பருகி வந்தால், நாட்பட்ட தலைவலி, ஒற்றைத் தலைவலி இவை தரும் தீராத தொல்லைகள் தீரும்.

மாதவிடாய் கோளாறுடைய பெண்களும், கர்ப்பிணிகளும் நாள்தோறும் காலை வெறும் வயிற்றில் திராட்சை ரசம் பருகுவது நல்ல பலனளிக்கும்.

குழந்தைகளுக்கேற்ற நல்ல மருத்துவ பயன் நிறைந்தது திராட்சை. பல் முளைக்கும் பருவத்தில் ஏற்படும் மலக்கட்டு, பேதி, காய்ச்சல் போன்றவற்றிற்கு 2 வேளை ஒரு தேக்கரண்டி சாறு பிழிந்து கொடுத்தால் பலன் தெரியும்.

இயற்கை மருத்துவம் என்றால் உணவே மருந்து. மூலிகைகள் சாதாரணமாக பக்க விளைவுகள் இல்லாதவை. மேலும் பல மூலிகைகளை நாம் தினசரி உணவிலும் பயன்படுத்தி வருகிறோம். பாரம்பரிய இந்திய மருத்துவ முறைகளான சித்த, ஆயுர்வேத முறைகளில் மருத்துவ மூலிகைகளுக்கே முதலிடம் கொடுக்கப்பட்டுள்ளன.

நான்

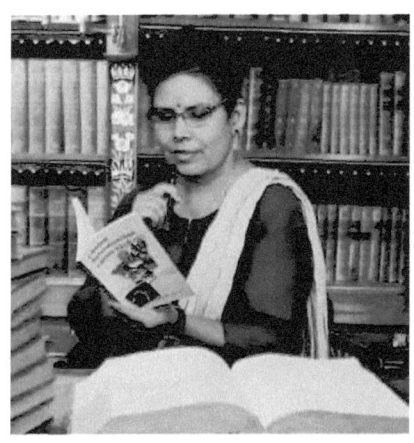

வாசகர்ளால் நான்
வாசகர்களுக்காக நான்

முற்போக்கு எழுத்தாளர் வி.எஸ்.ரோமா - கோயம்புத்தூர்
+91 82480 94200
20 புத்தகங்கள் எழுதியுள்ளேன்
விருதுகள் பல பெற்றுள்ளேன்.
கதை , கவிதை, கட்டுரை, நாவல் பொன்மொழி, நாடகம் எழுதுவேன்.

என்
எழுத்து
என் மூச்சுள்ள வரை
என் வாசிப்பே
என் சுவாசிப்பு
என்றும்

எழுதிக் கொண்டிருக்க வே
என் ஆசை

நான் திருமணமே செய்து கொள்ளாத பெண்மணி என்பதில் எனக்கு மகிழ்வே.

என் எழுத்துக்கு முழு ஒத்துழைப்பு கொடுப்பவர்கள் என் பெற்றோர்களே.

தந்தை
கா சுப்ரமணியன் _ தாசில்தார் - ஓய்வு

தாய்.
சு. கிருஷ்ணவேணி

என் பெற்றோர்களே
என்
எழுத்துக்கும்
எனக்கும் முழு ஒத்துழைப்பு தருகின்றவர்கள் என்பதில் எனக்கு மகிழ்ச்சியே.

நான் ரோமா ரேடியோ
என்ற பெயரில் எஃப் எம் ஆரம்பித்துள்ளேன்.

என்
எழுத்து
என் ரோமா வானொலி மூலம்
எங்கும் ஒலிக்க
எட்டு திக்கும் ஒலிக்க
என் ஆவல்.

பெண்களை
பெரிதாக நினைத்துப்

பெரும் மகிழ்ச்சியடைந்து
பெருமைப் படுத்த வேண்டும்.

முற்போக்கு எழுத்தாளர்
வி.எஸ். ரோமா
Roma Radio
கோயம்புத்தூர்
+91 82480 94200

www.ingramcontent.com/pod-product-compliance
Lightning Source LLC
Chambersburg PA
CBHW021002180526
45163CB00006B/2469
9781639049790